BEI GRIN MACHT SICH IHR WISSEN BEZAHLT

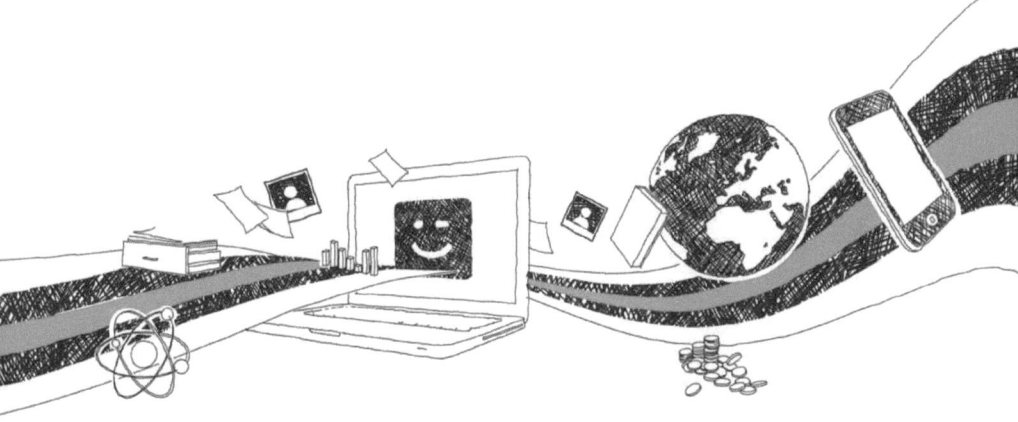

- Wir veröffentlichen Ihre Hausarbeit,
  Bachelor- und Masterarbeit

- Ihr eigenes eBook und Buch -
  weltweit in allen wichtigen Shops

- Verdienen Sie an jedem Verkauf

Jetzt bei www.GRIN.com hochladen und kostenlos publizieren

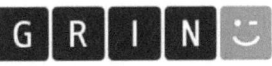

Bibliografische Information der Deutschen Nationalbibliothek:

Die Deutsche Bibliothek verzeichnet diese Publikation in der Deutschen National-
bibliografie; detaillierte bibliografische Daten sind im Internet über http://dnb.d-
nb.de/ abrufbar.

Impressum:

Copyright © 2010 GRIN Verlag, Open Publishing GmbH
Druck und Bindung: Books on Demand GmbH, Norderstedt Germany
ISBN: 9783640577071

Dieses Buch bei GRIN:

http://www.grin.com/de/e-book/146335/das-st-galler-management-konzept-im-
praxistransfer-einer-medizinisch-diagnostischen

Arne Warth

Das St. Galler Management-Konzept im Praxistransfer einer medizinisch-diagnostischen Versorgungseinrichtung

Eine Analyse von Planungs- und Managementsystemen anhand der Führungsebenen des normativen, strategischen und operativen Managements

GRIN Verlag

Das St. Galler Management-Konzept im Praxistransfer einer medizinisch-diagnostischen Versorgungseinrichtung.

Eine Analyse von Planungs- und Managementsystemen anhand der Führungsebenen des normativen, strategischen und operativen Managements.

Inhaltsverzeichnis

Abkürzungsverzeichnis

SGMM   St. Galler Management-Modell

QMS   Qualitätsmanagementsystem DIN EN ISO 9001:2008

Abbildungsverzeichnis

1. Einleitung

Die enorme Breite sowie die immer größer werdende Zahl von Subdisziplinen auf dem Gebiet der Managementlehre brachte über die letzten Jahrzehnte hinweg eine enormen Fülle an Managementmodellen, -konzepten und Führungsinstrumenten hervor. Mit dem Ziel aus den gewonnenen Erkenntnissen einen praxistauglichen, prozessorientierten und ganzheitlichen Ansatz zu generieren, wird seit den sechziger Jahren an der Universität St. Gallen das Konzept eines integrierten Managements erforscht und gelehrt. Bei kontinuierlich gestiegenen und zukünftig wohl weiterhin steigenden Anforderungen an Manager aller Stufen und Unternehmen[1] stellt dieses Konzept nicht nur eine Grundlage, sondern eine vielfach erfolgreich umgesetzte Referenz einer modernen Unternehmensführung dar (vgl. z.B. Hauser, P / Brauchlin, E., 2004[2]).

Auch wenn es lange eher eine Randerscheinung auf ärztlicher Führungsebene war, so nimmt betriebswirtschaftliches Denken und die Anwendung von Managementmodellen, in den letzten Jahren insbesondere die Etablierung eines Qualitätsmanagements, einen immer größer werdenden Stellenwert bei ärztlichen und auch nicht-ärztlichen Führungskräften ein. Bedingt durch strukturelle Veränderungen der Gesellschaft wie z.B. den demografischen Wandel[3] oder den aktuellen bzw. prognostizierten Ärztemangel[4], auf der anderen Seite aber auch durch stetige Reformen des Gesetzgebers, sehen sich viele Leistungserbringer im Gesundheitssystem nicht nur mit einem gestiegenen Wettbewerbsdruck, sondern auch mit dem Zwang zur Etablierung kosteneffektiver Arbeitsprozesse konfrontiert[5]. Diese Situation erfordert nun Instrumente, welche im Kontext medizinischer Versorgungseinrichtungen sowohl Diagnosemöglichkeiten als auch Lösungsstrategien bieten, um den aktuellen und zukünftigen Anforderungen im Gesundheitswesen angemessen begegnen zu können.

Im Rahmen der vorliegenden Arbeit erfolgt ein theoretischer Praxistransfer des St. Galler Management-Modells (SGMM) in typischerweise anzutreffende

---

[1] Vgl. Greenberg-Walt, C. / Robertson, A., 2001
[2] Vgl. Hauser, P. / Brauchlin, E., 2004
[3] Vgl. Warth, A., 2009
[4] Vgl. Flintrop, J., 2009, S. 397f
[5] Vgl. Warth, A., 2010

Strukturen und Arbeitsprozesse in einer medizinisch-diagnostischen Versorgungseinrichtung am Beispiel eines Instituts für Pathologie. Anhand der Führungsebenen des normativen, strategischen und operativen Managements werden hierbei angewandte Planungs- und Managementsysteme im medizinisch-diagnostischen Sektor dargestellt und deren Möglichkeiten und Grenzen im Vergleich zu einem integrierten Management herausgearbeitet. Da andere medizinisch-diagnostische Versorgungseinrichtungen wie z.b. die Radiologie oder die Labormedizin über vergleichbare Strukturen und Arbeitsprozesse verfügen, ist der in der vorliegenden Arbeit durchgeführte Praxistransfer des SGMM im Wesentlichen auch innerhalb dieser Disziplinen anwendbar.

2. Theoretische Grundlagen und Begriffsdefinitionen

Im folgenden Abschnitt werden die für das Verständnis des Anwendungs- und Diskussionsteils wichtigen Begriffe näher definiert und erläutert. Die Schwerpunkte liegen hierbei bei einer Kurzdarstellung des neuen St. Galler Management-Konzepts nach Professor Johannes Rüegg-Stürm[6] sowie einem Überblick über die Aufgaben, die Funktionsbereiche und die strukturelle Gliederung eines typischen Instituts für Pathologie. Abschließend erfolgt eine Charakterisierung der Führungsebenen des normativen, strategischen und operativen Managements in einem pathologischen Institut.

2.1 Das St. Galler Management-Konzept

Das 1972 von Hans Ulrich und Walter Krieg veröffentliche St. Galler Management-Konzept oder auch St. Galler Management-Modell (SGMM) geht in seinen Wurzeln auf die 1954 von Peter F. Drucker begründete „Praxis des Management" und des „Management by Objectives" zurück. Eine anwendungsbezogene Ergänzung des SGMM wurde 1981 von Fredmund Malik veröffentlich, eine Weiterentwicklung 10 Jahre später von Knut Bleicher. Im

---

[6] Vgl. Rüegg-Stürm, J., 2003

Jahr 2002 erschien schließlich das von Johannes Rüegg-Stürm auf aktuelle Entwicklungen hin angepasste „Neue SGMM", auf welches in der vorliegenden Arbeit Bezug genommen wird. Das SGMM ist ein integrativer Ansatz um Unternehmenspolitik mittels eines ganzheitlichen Management-Konzeptes wahrzunehmen. Es bietet daher einen Bezugsrahmen zur Betrachtung, Diagnose und Lösung von Managementproblemen. Grundlage des SGMM bildet die Unterscheidung der drei Führungsebenen des normativen, strategischen und operativen Managements. Der integrative Ansatz des SGMM betrachtet diese Ebenen jeweils in den Grundkategorien Umweltsphären, Anspruchsgruppen, Interaktionsthemen, Ordnungsmomente, Prozesse und Entwicklungsmodi, welche sich auf die zentralen Dimensionen des Managements beziehen[7]. Der Begriff Management wird hierbei als „ein System von Aufgaben" verstanden, „die sich [...] als Gestalten, Lenken (Steuern) und Weiterentwickeln zweckorientierter soziotechnischer Organisationen zusammenfassen lassen"[8].

2.1.1 Normatives Management

Die Ebene des normativen Managements beschreibt die generellen Ziele eines Unternehmens (Prinzipien, Normen, Spielregeln). Die Ziele sind darauf ausgerichtet, die Lebens- und Entwicklungsfähigkeit des Unternehmens zu gewährleisten. Ein zentraler Bezugspunkt stellt dabei die unternehmerische Vision dar. Diese umfasst die ganzheitliche, vorausschauende Vorstellung von Zwecken sowie Wege zur Erreichung dieser Zwecke. Ausgehend von einer Vision wird das normative Management weiter in die Bereiche Unternehmenspolitik (Harmonisierung externer Interessen und interner Ziele), Unternehmensverfassung (zu befolgender Verhaltensrahmen; sogenannter „harter" Gestaltungsaspekt) und die Unternehmenskultur (sogenannter „weicher" Gestaltungsaspekt; beeinflusst und unterstützt die Unternehmens-verfassung) gegliedert.

---

[7] Vgl. Rüegg-Stürm, J., 2003, S. 21f
[8] Rüegg-Stürm, J., 2003, S. 22

2.1.2 Strategisches Management

Strategisches Management befasst sich mit dem Ausbau und der Pflege von Erfolgspotentialen, für die Ressourcen aufgewendet werden müssen. Erfolgspotentiale wären z.b. gewonnene Erfahrungen eines Unternehmens mit Märkten, Technologien oder sozialen Strukturen und Prozessen. Sie sind dazu geeignet, zukünftig Vorteile gegenüber Konkurrenten zu erzielen. Im Mittelpunkt strategischer Überlegungen stehen ein strategisches Programm, Organisationsstrukturen und Managementsysteme zur Umsetzung dieses Programms sowie ein definiertes Problemverhalten, dessen Lösungen erkannter Probleme in strategische Programme umgesetzt und schließlich operativ realisiert werden.

2.1.3 Operatives Management

Operatives Management befasst sich schließlich mit der praktische Umsetzung des normativen und strategischen Managements. Hierbei steht die ökonomische Perspektive der leistungs-, finanz- und informations-wirtschaftlichen Prozesse sowie der soziale Aspekt des Mitarbeiterverhaltens im Mittelpunkt.

2.2 Aufgaben und Organisationsstrukturen eines Instituts für Pathologie

Auch heute noch wird das Fach Pathologie in der öffentlichen Wahrnehmung häufig ausschließlich mit der Obduktionstätigkeit verbunden. Auch wenn Obduktionen nach wie vor von Bedeutung sind, ist diese Aufgabe mittlerweile stark in den Hintergrund getreten. Wichtigstes Aufgabenspektrum eines Pathologen ist heutzutage die histologische, immunhistochemische und molekularpathologische, ggf. auch ultrastrukturelle Analyse und Beurteilung von Zell- und Gewebematerial, welches im Rahmen von Operationen und diagnostischen Entnahmen am lebenden Patienten gewonnen wurde. Das

5

Gewebe wird von den Einsendern (z.B. Chirurgen) in die Pathologie übersandt, dort makroskopisch beurteilt, aufgearbeitet und mikroskopisch befundet. Abschließend wird die Diagnose wieder an den Einsender übermittelt. Der Einsender wertet die Diagnose im Kontext andere klinischer oder diagnostischer Befunde und kommuniziert diese schließlich dem Patienten. Im Rahmen dieser diagnostischen Aufgaben, jedoch auch durch regelmäßig stattfindende klinisch-pathologische Konferenzen, arbeitet ein Institut für Pathologie mit nahezu allen klinischen Fachrichtungen zusammen. Weiter hat ein Institut für Pathologie eine wichtige Funktion in der klinischen Qualitätssicherung. So steht z.B. jeder pathologische Befund im Zusammenhang aller klinischen Befunde und hinterfragt diese bzw. wird selbst durch diese hinterfragt. Weiter bietet die klinische Obduktion die Möglichkeit, klinisch erstellte Diagnosen und Behandlungsabläufe abschließend zu hinterfragen. Pathologen sind weiter regelmäßig in die Erstellung fachübergreifender Leitlinien und standardisierte Prozessabläufe innerhalb eines medizinischen Versorgungszentrums involviert. Eine typische Organisationsstruktur eines Instituts für Pathologie ist in Abbildung 1 dargestellt.

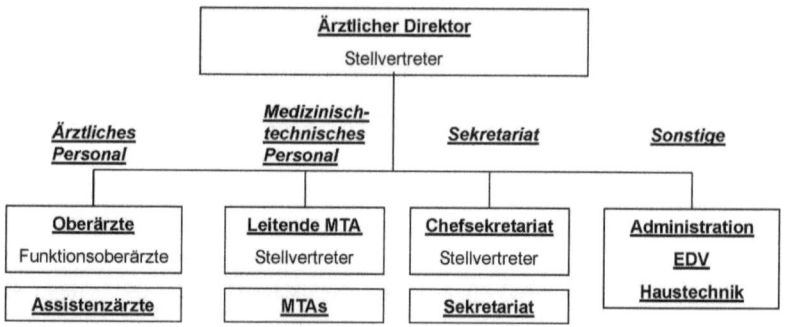

Abb. 1: Organisatorische Gliederung eines Instituts für Pathologie.

2.3 Analyse typischer Planungs- und Managementsysteme in einem Institut für Pathologie

Ein mittlerweile weit verbreitetes Managementsystem in medizinischen Versorgungseinrichtungen, welches auch zunehmend in pathologischen Instituten Anwendung findet, ist das Qualitätsmanagementsystem nach DIN EN ISO 9001:2008[9] (QMS). Diese Form des Qualitätsmanagements bietet weniger eine funktionale als vielmehr eine prozessualen Grundorientierung. Prozesse und ihre Verknüpfungen werden dabei gezielt in den Mittelpunkt der Betrachtung gestellt. Innerhalb dieses Systems werden alle bestehenden Verfahren und Arbeitsabläufe abgebildet, festgelegt und dokumentiert. Es wird sichergestellt, dass berechtigte Anforderungen von Einsendern und Mitarbeitern erfüllt sowie einschlägige Gesetze und Regelwerke eingehalten werden. Weiter wird die Integration des Arbeitsschutzes in den einzelnen Prozessen berücksichtigt. Regelmäßige interne und externe Audits gewährleisten, dass die Praktikabilität und die Effizienz der Abläufe und Verfahren überprüft sowie Verbesserungspotentiale kontinuierlich erkannt und genutzt werden. Abbildung 2 verdeutlicht die struktur- und funktionsübergreifende Stellung des QMS innerhalb der funktionalen Gliederung eines Instituts für Pathologie.

Die personelle, finanzielle und insbesondere strategische Planung eines Instituts für Pathologie erfolgt im Wesentlichen durch den ärztlichen Direktor bzw. seinen Stellvertreter (leitender Oberarzt). Dies geschieht einerseits gemeinsam mit der Klinikumsleitung zur Abstimmung der übergeordneten strategischen Ausrichtung, andererseits durch regelmäßige Dialoge mit Oberärzten mit Bereichsleitungsfunktion sowie den Einsendern bei spezifischen Fragestellungen. Das gesamte Personal wird durch im Rahmen des QMS regelmäßig stattfindende Managementreviews durch den Institutsdirektor über die mittel- und langfristigen Ziele des Instituts informiert. Dabei werden die angestrebten Ziele möglichst operationalisiert. D.h., jeder Mitarbeiter hat im optimalen Fall eine klare und eindeutige Vorstellung davon, welche Vorgaben und Ziele im folgenden Jahr zu erreichen sind.

---

[9] Vgl. Pfitzinger, E., 2009

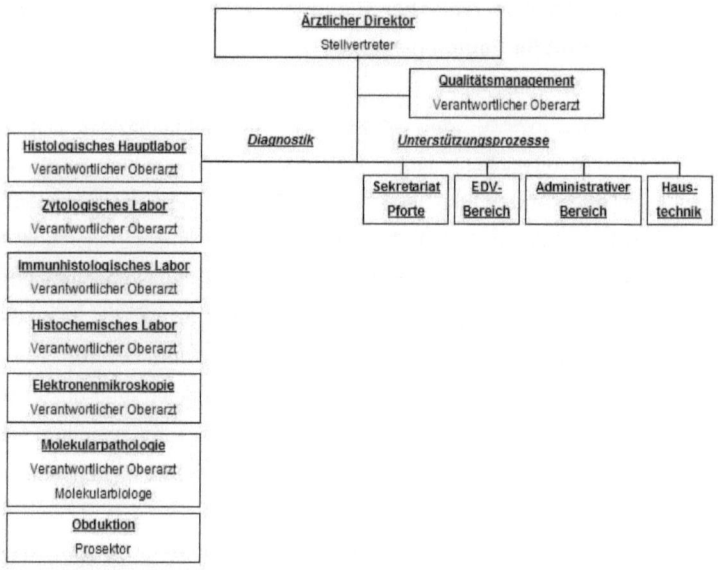

Abb. 2: Die funktions- und bereichsübergreifende Stellung des Qualitätsmanagementsystems innerhalb der funktionalen Gliederung eines Instituts für Pathologie.

2.4 Die normativen, strategischen und operativen Führungsebenen in einem Institut für Pathologie

Die normative Führungsebene einer medizinischen Versorgungseinrichtung bezieht sich weniger auf eine Vision, wie dies bei Unternehmen innerhalb marktwirtschaftlicher Strukturen der Fall ist. Solange ein Unternehmen nicht gegen gesellschaftliche Normen oder Gesetzte verstößt, kann sich die Unternehmenskultur relativ frei am Unternehmenszweck orientieren. In medizinischen Versorgungseinrichtungen gilt es jedoch Faktoren zu beachten, welche die normative Führung nicht nur beeinflussen sondern ihr in gewisser Weise einen Handlungsrahmen vorgeben. Medizinische Versorgungseinrichtungen haben im klassischen Sinne keine primäre Gewinnerzielungsabsicht sondern den Auftrag, den Gesundheitszustand eines Patienten bzw. der ganzen Bevölkerung aufrechtzuerhalten oder wieder herzustellen. Selbstverständlich geht es analog zu Unternehmen beim normativen Management eines Instituts für Pathologie auch darum, langfristig die Lebens-

und Entwicklungsfähigkeit zu gewährleisten. Ein zentraler normativer Bezugspunkt bei der Umsetzung des Hauptzweckes, der Erstellung von Diagnosen, stellen jedoch gesellschaftlich vorgegebene bzw. beim Handeln eines Arztes allgemein vorrausgesetzte ethisch-moralische Normen dar, wie sie z.B. in Form des hippokratischen Eides definiert sind[10]. Bei der Umsetzung institutsinterne Normen und der Etablierung einer „Institutskultur" muss demnach in stärkerem Masse als in Unternehmen der freien Wirtschaft beachtet werden, dass im Wesentlichen eine Konformität interner Normen mit diesen externen Normen besteht.

Das strategische Management eines Instituts für Pathologie erfolgt hauptsächlich durch den ärztlichen Direktor bzw. die Klinikumsleitung und befasst sich analog zu Unternehmen mit dem Ausbau und der Pflege von Erfolgspotentialen. Erfolgspotentiale eines Instituts für Pathologie umfassen alle Erfahrungen, Kenntnisse, Prozesse, Strukturen, Techniken und Gerätschaften zur Bearbeitung von Gewebeproben und der Erstellung einer Diagnose. Diese gilt es vorrausschauend und permanent an den Stand der Forschung und diagnostische Leitlinien von Fachgesellschaften anzupassen, um so eine höchstmögliche Befundqualität zu realisieren. In Zeiten des verstärkten Wettbewerbs innerhalb des Gesundheitswesens wird damit gewährleistet, bei der Diagnosestellung konkurrenzfähig mit anderen pathologischen Instituten bzw. anderen diagnostischen Versorgungseinrichtungen, z.B. der Radiologie, der Humangenetik oder der Labordiagnostik zu sein. Schließlich haben insbesondere Einsender aus der Peripherie eines pathologischen Institutes die Wahl, welchem Institut sie ihre Gewebeproben zukommen lassen. Die Stakeholdergruppe „Einsender" ist daher ein wesentlicher Faktor bei der strategischen Ausrichtung. Auf strategischer Führungsebene sind weiter die langfristigen Ziele des Gesamtklinikums bzw. des Klinikverbundes, die Ziele einzelner Mitarbeiter sowie Vorgaben des finanziellen Trägers der Versorgungseinrichtung zu berücksichtigen.

Die Führungsebene des operativen Managements innerhalb eines pathologischen Institutes umfasst den ordnungsgemäßen, effektiven und effizienten Ablauf aller Prozesse vom Eingang des zu befundenden Gewebes bis zur Übermittlung der abschließenden Diagnose an den Einsender. Weiter zu

---

[10] Vgl. Schubert, C., 2005

berücksichtigen ist die Archivierung der Gewebeproben und des angefertigten Schnittmaterials, welches nach wie vor Eigentum des Patienten ist und für dessen Aufbewahrung es gesetzliche Vorschriften gibt. Wie aus den Abbildungen 1 und 2 ersichtlich ist, liegt die Verantwortung der Umsetzung des operativen Managements in einem pathologischen Institut im Wesentlichen bei den Oberärzten bzw. bei Leitungsfunktionen im medizinisch-technischen, administrativen und Sekretariatsbereich.

3. Klassifikation typischer Planungs- und Managementsysteme eines Instituts für Pathologie anhand des St. Galler Denkmodells

Die oben aufgezeigten Planungs- und Managementsysteme einer medizinisch-diagnostischen Versorgungseinrichtung sollen nun im nächsten Abschnitt in direkten Bezug zu den Elementen des SGMM gesetzt werden. Nach initialer Analyse der einzelnen Grundkategorien des SGMM und ihrer Bezugspunkte innerhalb eines Instituts für Pathologie werden jeweils die schwerpunktmäßig angesprochenen Ebenen des normativen, strategischen und operativen Managements definiert. Weiter erfolgt ein Abgleich mit Elementen des QMS.

3.1 Umweltsphären eines Instituts für Pathologie

Die Systematik des SGMM unterscheidet die vier Umweltsphären Gesellschaft, Umwelt, Technologie und Wirtschaft[11]. Sie alle wirken mittelbar oder unmittelbar auf ein Unternehmen ein.

Innerhalb der Umweltsphäre „Gesellschaft" sind für ein Institut für Pathologie z.B. relevant: Staatliche Normen und Rahmenbedingungen, insbesondere innerhalb des Gesundheitswesens und bezüglich der öffentliche Infrastruktur, die Leistungsbereitschaft und der Bildungsstand der Bevölkerung, um gute Mitarbeiter zu gewinnen, die Altersstruktur der Bevölkerung und damit die Prävalenz altersspezifischer Krankheiten sowie die Einkommens- und Reichtumsverteilung und damit indirekt die Art der Versicherung der Patienten. Die Faktoren des Umsystems „Gesellschaft" sind im Wesentlichen auf den

---

[11] Vgl. Rüegg-Stürm, J., 2003. S. 24ff.

Ebenen des normativen und strategischen Managements zu berücksichtigen. Ein Abbild dieser Sphäre findet sich im QMS nicht.

Die Definition von „Natur" als Umweltsphäre bezieht sich nicht auf eine gegebene Größe, sondern auf die Haltung und Wahrnehmung der Natur durch ein Unternehmen, z.B. im Hinblick auf kontroverse ökologische Anliegen. Innerhalb eines Instituts für Pathologie ergeben sich insbesondere bei der Entsorgung von toxischen Arbeitsstoffen und infektiösem Gewebematerial Überschneidungen zu dieser Umweltsphäre. Dies betrifft im alltäglichen Arbeitsablauf die operative, tangiert jedoch auch die strategische und normative Führungsebene. Der Prozess der Entsorgungsschritte ist über das QMS definiert und geregelt. Normative und strategische Bezugspunkte zur Umweltsphäre „Natur" sind hier jedoch nicht berücksichtigt.

Innerhalb der Umweltsphäre „Technologie" sind insbesondere Entwicklungen in der Biotechnologie von großer Bedeutung, da durch sie eine immer patientenspezifischere Diagnostik und die Anwendung von sogenannten „targeted therapies" ermöglicht werden. Nicht nur die Ausstattung der ärztlichen Mitarbeiter, z.B. mit hochwertigen Mikroskopen, sondern auch die Funktion und Wartung sämtlicher Gerätschaften zur Gewebeprozessierung, Immunhistologie und Molekularpathologie, erfordern die stetige Auseinandersetzung mit etablierten und neuen Verfahrens- und Materialtechnologien. Nicht zuletzt sind das Telefon und ein Computer wichtige Arbeitsgeräte eines Pathologen, was die Überschneidung zu Kommunikations- und Informationstechnologien belegt. Sämtliche Arbeitsschritte und Verfahrensanweisungen sowie die Wartung von Geräten sind über das QMS definiert und werden dort auch dokumentiert. Die operative Führungseben dieser Umweltsphäre ist somit sehr gut durch das QMS abgedeckt. Den Faktor „Technologie" gilt es jedoch sowohl bei der strategischen und nicht zuletzt auch finanziellen, langfristigen Planung eines Instituts für Pathologie zu berücksichtigen (siehe hierzu auch Kapitel 2.4).

Die Umweltsphäre „Wirtschaft" bezieht sich auf Überschneidungen von Unternehmen mit Beschaffungs-, Absatz-, Arbeits- und Finanzmärkten. Da innerhalb des Gesundheitssystems jedoch keine reinen marktwirtschaftlichen Strukturen bestehen und auch nicht vollständig etablierbar sind[12], muss diese Sphäre bezogen auf eine medizinische Versorgungseinrichtung allgemein und

---

[12] Vgl. Warth, A., 2009

ein Institut für Pathologie im Speziellen differenzierter betrachtet werden. Volkswirtschaftliche Rahmenbedingungen, Zugang zu Beschaffungs- und Absatzmärkten, die Effizienz von Arbeits- und Finanzmärkten etc. spielen eine untergeordnete Rolle, da die Inanspruchnahme von Gesundheitsleistungen, wenn man vom Effekt der angebotsinduzierten Nachfrage absieht, in der Regel keine freiwillige Konsumentscheidung sondern weitgehend unabhängig von Angebot und Nachfrage ist. Der „Beschaffungsmarkt" stellt für ein pathologisches Institut somit die Gesamtheit der Patienten dar, denen innerhalb des Klinikums bzw. des Klinikverbundes oder durch externe Einsender zu diagnostischen Zwecken Gewebe entnommen wird. Die Anbieter- und Abnehmerkonzentration bezieht sich also auf die Bevölkerungsstruktur und deren Krankheitsprävalenz einerseits und die Menge an Pathologen innerhalb dieser Bevölkerung andererseits. Da diese Faktoren nicht direkt beeinflussbar sind, muss die auf ein pathologisches Institut übertragene strategische Ausrichtung innerhalb der Umweltsphäre „Wirtschaft" somit auf die Gewinnung und die Zufriedenheit von Einsendern zielen.

Bezüglich der Verfügbarkeit von Kapital muss unterschieden werden, ob das Institut einer Klinik mit öffentlicher, freigemeinnütziger oder privater Trägerschaft angehört. Während öffentliche und freigemeinnützige Einrichtungen finanziell hauptsächlich vom Haushalt bzw. dem Kapital ihrer Träger abhängig sind und nur eingeschränkt über Möglichkeiten verfügen, eigenes Kapital zu erwirtschaften, bietet sich Instituten in privater Trägerschaft z.B. die Möglichkeit einer Börsennotierung und damit der Aufnahme von Fremdkapital. Dies kann dann für Investitionen genutzt werden, um sich gegenüber Konkurrenten einen Wettbewerbsvorteil zu verschaffen. Die Umweltsphäre „Wirtschaft" tangiert zwar alle Führungsebenen, spielt sich im Wesentlichen aber auf der strategische Führungsebene ab. Ein Bezugspunkt der betreffenden Faktoren zum QMS findet sich nur indirekt, da im QMS die Wertschöpfungskette auf die Zufriedenheit der Kunden, d.h. der Einsender, ausgerichtet ist und die Zufriedenheit der Einsender quasi die Basis für erfolgreiches Wirtschaften darstellt. Der Umgang mit bzw. das Verhalten gegenüber Einsendern oder Lieferanten ist durch das QMS erfasst, es bietet jedoch keine Instrumente zur Lösung strategischer Probleme bzw. zur strategischen Ausrichtung innerhalb dieser Umweltsphäre.

3.2 Anspruchsgruppen eines Instituts für Pathologie

Da ein Unternehmen nicht Selbstzweck ist sondern seine Tätigkeit einen gesellschaftliche Nutzen stiften muss, steht es mit unterschiedlichen Anspruchsgruppen in Interaktion, welche einerseits Rahmenbedingungen oder Ressourcen bereitstellen und andererseits von der unternehmerischen Wertschöpfung betroffen sind[13]. Im SGMM werden die Anspruchsgruppen unterteilt in Konkurrenz, Lieferanten, Staat, Öffentlichkeit, Mitarbeitende, Kunden und Kapitalgeber. Übertragen auf ein Institut für Pathologie sind die Anspruchsgruppen demnach konkurrierende medizinisch-diagnostische Versorgungseinrichtungen, Lieferanten von Gewebeproben und Verbrauchsmaterial, der Staat mit seinem Interesse an einem qualitativ hochwertigen Gesundheitssystem, die Öffentlichkeit mit ihren Erwartungen gegenüber einem Gesundheitssystem, die Mitarbeiter, die für ihre Arbeitsleistung eine finanzielle Gegenleistung oder z.B. Aufstiegsmöglichkeiten erwarten, Einsender bzw. indirekt die Patienten, welche eine schnelle und richtige Diagnose erwarten, sowie die finanziellen Träger, welche Gegenleistungen für ihr bereitgestelltes Kapital erwarten. Institute in privater Trägerschaft und Börsennotierung haben weiter die Shareholder zu berücksichtigen, welche eine Rendite für das bereitgestellte Kapital erwarten. Allen Ansprüchen dieser Gruppen gerecht zu werden erfordert deren Berücksichtigung auf der normativen, strategischen und operativen Führungsebene. Das strategischen Anspruchsgruppenkonzept[14] alleine berücksichtigt vor allem die „Wirkmächtigkeit der Ansprüche und Interessen einer Anspruchsgruppe im Hinblick auf die Zukunftssicherung einer Unternehmung. [...]. Ein strategisches Anspruchsgruppenmanagement erschöpft sich deshalb idealtypischerweise in der Aufrechterhaltung der Kooperationsbereitschaft aller Beteiligten und in der Akzeptanzsicherung einflussreicher Betroffener"[15]. Der Blickwinkel auf die Anspruchsgruppen kann nach P. Ulrich weiter aus strategischer oder normativ-kritischer (ethischer) Sicht erfolgen[16]. Nach diesem Konzept werden alle Menschen als relevante Anspruchsgruppe anerkannt, welchen „unabhängig von Einflussmöglichkeiten,

---

[13] Vgl. Rüegg-Stürm, J., 2003. S. 29ff.
[14] Vgl. Freeman, R. E., 1984
[15] Rüegg-Stürm, J., 2003. S. 29
[16] Vgl. Ulrich, P., 2001. S. 438ff.

Macht und Stellung, die potentiell oder faktisch von positiven oder negativen Wirkungen der unternehmerischen Tätigkeit tangiert sind und denen kraft ihres Menschseins Menschenwürde und moralische Rechte zustehen"[17]. Da wie weiter oben ausgeführt medizinische Versorgungseinrichtungen keine primäre Gewinnerzielungsabsicht haben bzw. haben sollten, ist eine weitere Möglichkeit des Anspruchsgruppenmanagement, der Shareholder-Value-Ansatz, hier nicht anwendbar. Dieser Ansatz beruht in seiner Grundlage auf der utilitaristischen Vorstellung, „dass sich die gesellschaftliche Verantwortung einer Unternehmung darin erschöpfen könne, den Gewinn zu maximieren"[18]. Auch die abgeschwächte Form dieses Ansatzes, der sogenannte Stakeholder-Value-Ansatz, ist in medizinischen Versorgungseinrichtungen nicht in seiner Reinform umsetzbar. Dieser Ansatz argumentiert, „dass sich ein maximaler Shareholder-Value genau dann sozusagen zwingend ergebe, wenn eine langfristig ausgewogene Berücksichtigung aller Anspruchsgruppen angestrebt werde"[19]. Aus ethisch-moralischer (normativer) Sicht hat jedoch das Interesse von Patienten ein höheres Gewicht einzunehmen als die Interessen von Shareholdern. Somit können Entscheidungen innerhalb einer medizinischen Versorgungseinrichtung nicht frei im Sinne der wirkmächtigsten Anspruchsgruppe getroffen werden.

Die vielschichtigen Beziehungen zwischen den normativen, strategischen und operativen Führungsebenen und den Anspruchsgruppen verdeutlichen, das dieser Komplex nur sehr eingeschränkt durch ein Qualitätsmanagementsystem erfasst werden kann, bzw., dass ein solches System eine Entscheidungsfindung nicht maßgeblich vereinfacht oder gar Lösungswege für Problemsituationen bereithält.

---

[17] Rüegg-Stürm, J., 2003. S. 30
[18] Rüegg-Stürm, J., 2003. S. 30
[19] Rüegg-Stürm, J., 2003. S. 31

3.3 Interaktionsthemen eines Instituts für Pathologie

Dieser Bereich des SGMM bezieht sich auf die Austauschbeziehungen zwischen einem Unternehmen und seinen Anspruchsgruppen[20]. Hierbei wird unterschieden zwischen „personen- und kulturgebundenen Elementen wie Anliegen, Interessen, Normen und Werte und andererseits objektgebundene Elementen, d.h. Ressourcen". [...]. Anspruchsgruppen können „bestimmte Anliegen aus den Umweltsphären [...] aufgreifen und ihr Interesse an der Verwirklichung dieser Anliegen geltend machen"[21].

Innerhalb eines Instituts für Pathologie steht die Interaktion mit den Einsendern sowie den eigenen Mitarbeitern im Vordergrund. Wie in Kapitel 2.4 bereits ausgeführt, ist hierbei insbesondere im Umgang mit den Einsendern bzw. dem Einsendegut, jedoch auch institutsintern ein gewisser externer, normativer Handlungsrahmen vorgegeben. Wie bei den Anspruchsgruppen allgemein (vgl. Kapitel 3.2), so sind auch Interaktionsthemen nur eingeschränkt über ein QMS erfass- und steuerbar.

3.4 Ordnungsmomente eines Instituts für Pathologie

Um ihren Anspruchsgruppen langfristig und effizient eine Nutzenstiftung zu bieten, müssen Unternehmen sich stets neues strategisches Orientierungswissen erarbeiten, ein hohes Maß an Kohärenz und Feinabstimmung ihrer Aktivitäten gewährleisten sowie einen gemeinsamen Sinnhorizont stiften[22]. Die Ordnungsmomente betreffen somit insbesondere die strategische und die operative Führungsebene. Die Nutzenstiftung eines Instituts für Pathologie liegt in der Befundung von Gewebe und der Erstellung von Diagnosen, welche alleine oder im Kontext weiterer diagnostischer und klinischer Befunde die Grundlage für ärztliche Therapieentscheidungen sind. Das strategische Orientierungswissen zur Erstellung leitliniengerechter Diagnosen bzw. Diagnosen auf dem aktuellen Stand der Forschung muss insbesondere in Leitungsfunktionen, prinzipiell aber von jedem Mitarbeiter

---

[20] Vgl. Rüegg-Stürm, J., 2003. S. 33ff.
[21] Rüegg-Stürm, J., 2003. S. 33
[22] Vgl. Rüegg-Stürm, J., 2003. S. 37ff.

15

kontinuierlich aktualisiert werden. Dies gewährleistet, „die richtigen Dinge zu tun"[23]. Die Kohärenz und Feinabstimmung dieser Aktivitäten, d.h. „die Dinge richtig zu tun[24]", kann durch ein QMS prinzipiell sehr gut gewährleistet werden.

3.5 Prozesse und Entwicklungsmodi eines Instituts für Pathologie

In den letzten Jahren ist die Bedeutung von Ablaufstrukturen sowie die Gestaltung von Prozessen im Vergleich zur Aufbauorganisation eines Unternehmens enorm gewachsen[25]. Insbesondere in der allgemeinen Wirtschaft[26], jedoch auch innerhalb des Gesundheitssystems[27,28] sind die Faktoren Zeit, Qualität und Preis zu wettbewerbsentscheidenden Kriterien geworden. Dies hat zur Folge, dass im Sinne eines „Lean Management"[29] Arbeitsabläufe schlank gestaltet werden müssen, möglichst fehlerfrei und unter Vermeidung von „Blindleistungen" erfolgen und verstärkt auf die Kernkompetenzen des Unternehmens ausgerichtet werden müssen. Dies erfordert in der Praxis ein Ergänzung bzw. Substitution der traditionellen vertikalen Unternehmensgliederung durch eine horizontale Ausrichtung auf kundenorientierte Prozesse. Eine horizontale Perspektive erleichtert es, die Wertkette durchgängig „vom Kunden zum Kunden" zu betrachten und so die Prozesse auf eine Maximierung des Kundennutzens hin auszurichten[30]. Abbildung 3 veranschaulicht Prozessabläufe und die beteiligten Funktionsbereiche bei der Erstellung einer Diagnose innerhalb eines Instituts für Pathologie, in übertragenem Sinne die „Wertschöpfungskette vom Einsender zum Einsender". Der Wertschöpfungsprozess eines Unternehmens wird klassisch in die drei Kategorien Managementprozesse, Geschäftsprozesse und Unterstützungsprozesse gegliedert[31]. Jede dieser Kategorien steht im Bezug zur normativen, strategischen und operativen Führungsebene und findet sich

[23] Drucker, P., 1967. S. 12
[24] Drucker, P., 1967. S. 12
[25] Vgl. Osterloh, .M. / Frost, J., 1998
[26] Vgl. Rüegg-Stürm, J., 2003. S. 65
[27] Vgl. Warth, A., 2009
[28] Vgl. Warth, A., 2010
[29] Vgl. Imai, M., 1993
[30] Vgl. Rüegg-Stürm, J., 2003. S. 65f
[31] Vgl. Rüegg-Stürm, J., 2003. S. 68ff.

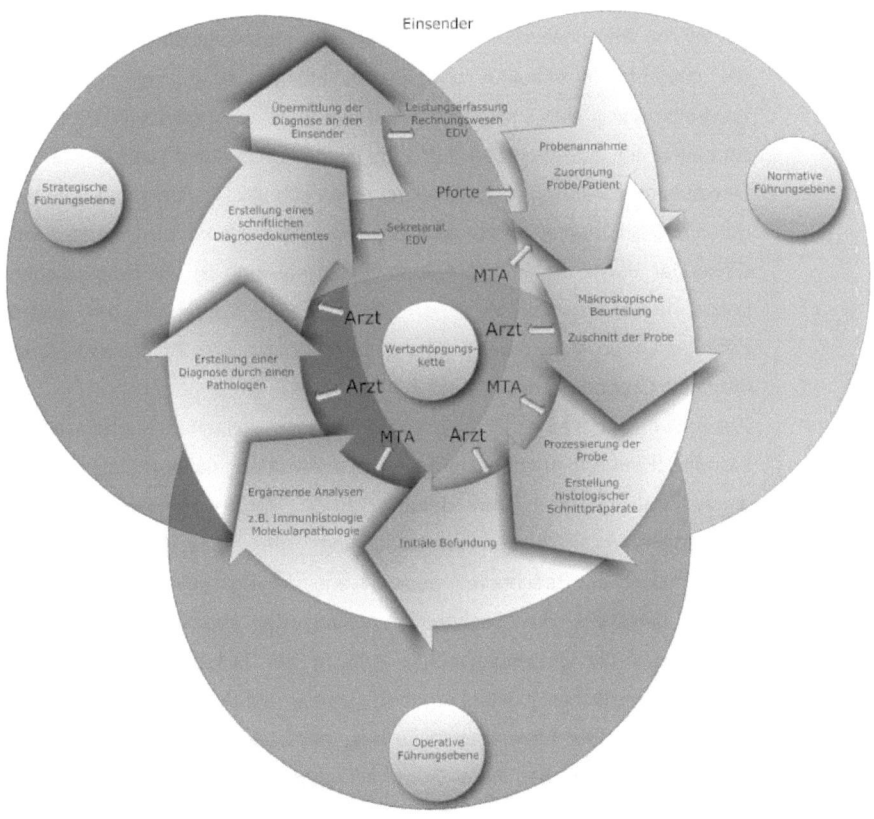

Abb. 3: Die Diagnoseerstellung als Wertschöpfungskette eines Instituts für Pathologie.

auch in der Wertschöpfungskette eines pathologischen Instituts wieder (vgl. Abbildung 3). Managementprozesse umfassen die Gestaltung, Lenkung und Entwicklung eines Instituts für Pathologie inklusive Planungs-, Koordinations- und Qualitätssicherungs- und Controllingtätigkeiten der Geschäfts- und Unterstützungsprozesse. Dieser Tätigkeitsbereich obliegt dem ärztlichen Direktor, unterstützt durch z.b. die EDV-Abteilung zur Leistungserfassung oder durch das QMS zur Koordinierung der Prozessabläufe. Schwerpunktmäßig sind die normativen und strategischen Führungsebenen betroffen. Geschäftsprozesse beziehen sich auf die praktische Umsetzung des Kernprozesses und die Stiftung von Kundennutzen, d.h., die

Diagnoseerstellung. Diese erfolgt durch das ärztliche und medizinisch-technische Personal mit Hilfe von Unterstützungsprozessen. Diese umfassen die gesamte Infrastruktur und deren Instandhaltung als auch interne Leistungen von der Personalarbeit durch den administrativen Bereich, der Annahme der Gewebeprobe durch die Pforte, Unterstützungsprozesse bei der Gewebeprozessierung, die Erstellung eines schriftlichen Diagnosedokumentes durch das Sekretariat bis zur elektronischen Übermittlung der Diagnose an den Einsender durch die EDV-Abteilung (vgl. Abbildung 3). Im Wesentlichen ist dabei unter normativen und strategischen Vorgaben die operative Führungsebene angesprochen. Der gesamte prozessuale Ablauf wird wiederum durch die Ordnungsmomente geformt[32].

Entwicklungsmodi eines Unternehmens befassen sich mit dem organisationalen Wandel. „Eine erfolgreiche Unternehmensentwicklung muss [...] gleichermaßen durch Stabilität und Veränderung, durch Verunsicherung und erneute Vergewisserung, durch Wertschätzung der Tradition und durch unerschrockenes Beschreiten neuer Wege geprägt sein"[33]. Wandel betrifft hierbei einerseits die Sachebene entlang der Wertschöpfungskette und andererseits die Beziehungsebene entlang der Zusammenarbeit. Innerhalb eines pathologischen Instituts ergeben sich z.B. auf der Sachebene veränderte Anforderungen der Einsender, neue diagnostische Leitlinien oder Algorithmen oder neue Technologien in der Gewebediagnostik und –prozessierung. Um den Anforderungen gerecht zu werden, muss die prozessuale Ausrichtung der Wertschöpfungskette entsprechend den Entwicklungen neu strukturiert werden. Die Beziehungsebene betrifft z.B. die Zugehörigkeit und Beziehung zu einer Abteilung oder eines Klinikverbundes und damit die personale und kollektive Identität, Werte und Identifikationsmöglichkeiten oder auch Gewohnheiten der Mitarbeiter im Umgang mit bestimmten Aufgaben und Menschen. Auch in diesen Bereichen ist eine Wandlungs- und Anpassungsfähigkeit an veränderte Rahmenbedingungen Vorraussetzung für die erfolgreiche Führung eines Instituts für Pathologie. Das Wandlungs-, Erneuerungs- und Optimierungs-potential spielt sich dabei auf der normativen, der strategischen und der operativen Führungsebene ab.

---

[32] Vgl. Rüegg-Stürm, J., 2003. S. 78f
[33] Rüegg-Stürm, J., 2003. S. 80

4. Qualitätsmanagement und integriertes Management in medizinisch-diagnostischen Versorgungseinrichtungen: Notwendigkeit, Möglichkeiten und Grenzen

Wie im vorangegangenen Kapitel dargestellt, ist ein theoretischer Praxistransfer des SGGM in einer medizinisch-diagnostischen Versorgungseinrichtung unter Berücksichtigung von branchenspezifischen Faktoren und entsprechenden Modifikationen sehr gut möglich. Die vergleichende Darstellung zum QMS, welches in der Praxis zunehmend Anwendung findet, zeigt jedoch deutliche Unterschiede der Systeme auf. Im Folgenden sollen nun die Notwendigkeit eines Managementsystems in einer modernen medizinisch-diagnostischen Versorgungseinrichtung sowie die Möglichkeiten und Grenzen des SGMM und des QMS in diesem Kontext betrachtet werden.

Aufgrund struktureller Veränderungen und zahlreicher Reformen durch den Gesetzgeber hat sich der Wettbewerbsdruck im deutschen Gesundheitssystem in den letzten Jahren deutlich erhöht[34,35]. Um konkurrenzfähig zu bleiben, werden Prozessabläufe daher zunehmend optimiert, d.h., kosteneffektiv und möglichst qualitätssteigernd umstrukturiert. Dies erfordert von Ärzten in Leitungsfunktionen zunehmend betriebswirtschaftliche Kenntnisse bzw. die Anwendung von Managementsystemen. Da Qualität ein entscheidender Wettbewerbsvorteil bei der Gewinnung und Behandlung von Patienten ist, hat sich zunehmend die Etablierung eines Qualitätsmanagements durchgesetzt. Das QMS bietet medizinisch-diagnostischen Versorgungseinrichtungen einen entscheidenden Vorteil. Da die Erstellung einer Diagnose eine Dienstleistung ist, deren Qualität im Voraus vom Einsender nur schwer eingeschätzt werden kann, signalisiert die Anwendung des QMS dem Einsender zumindest die Einhaltung von gültigen Normen und Qualitätsstandards bei der Gewebeprozessierung und Diagnoseerstellung. Weiter wirkt sich die Einsendung von Geweberproben an pathologische Institute mit QMS z.B. auch günstig auf die Haftpflichtversicherungspolice des Einsenders aus, da er so das Risiko einer Fehlbehandlung infolge einer Fehldiagnose vermindert. Auch intern bietet ein QMS einem pathologischen Institut viele Vorteile. Sämtliche interne Prozesse werden bei der Etablierung des QMS systematisch erfasst, analysiert

---

[34] Vgl. Warth, A., 2009
[35] Vgl. Warth, A., 2010

und anhand von geltenden Normen und Qualitätsstandards neu ausgerichtet. Weiter bietet das QMS allen Mitarbeitern eine interne Leitlinie bzw. gibt ihnen einen Handlungsrahmen vor, in welchem Rahmen und in welcher Form Prozesse ablaufen sollen und wie in spezifischen Situationen zu verfahren ist. Damit entlastet es höhere Instanzen, reduziert den Bedarf an Informationsaustausch zwischen den Funktionsbereichen, reduziert Unsicherheit und macht Prozesse unabhängig von Personen. Bezogen auf die operative Führungsebene ist ein Managementsystem innerhalb einer medizinisch-diagnostischen Versorgungseinrichtung daher zweifellos vorteilhaft und wird wohl in Hinblick auf die Wettbewerbsfähigkeit und zukünftige Herausforderungen innerhalb des Gesundheitssystems zunehmend notwendig werden. Wie bei Vorschriften und Regeln allgemein, muss jedoch die Gefahr einer Rigidität, Verkrustung und Inflexibilität beachtet werden, welche einem erforderlichen, kontinuierlichen Wandel infolge veränderter Bedingungen im Wege stehen kann.

Doch gilt die postulierte Notwendigkeit eines solchen Führungsinstruments auch für Managementsysteme, welche die normative und strategische Führungsebene betreffen? Betrachtet man den vollzogenen Praxistransfer des SGMM in einem Institut für Pathologie, so liegen die Vorteile eines integrierten Managements auf der Hand. Die Antwort auf diese Frage wird jedoch sicher auch von den zukünftigen Entwicklungen im Gesundheitssystem und insbesondere dem Ausmaß ihrer Komplexität abhängig sein. Da die Anwendung von Managementsystemen innerhalb medizinischer Versorgungseinrichtungen eine noch relativ junge Entwicklung sind, mag ein Blick auf die Entstehung von Managementsystemen in Unternehmen lohnenswert sein. Historisch bedingt dominierte hier zunächst die funktionelle Sicht auf Organisationen, welche als Maschinen mit ineinander greifenden Teilen verstanden wurden. Die Organisationsstruktur glich somit einem Aufgabenerfüllungssystem. Erst zunehmende externe Einflüsse erhöhten die Komplexität und erforderten eine differenzierte Betrachtungsweise von Organisationen. In der Folge etablierten sich Entscheidungssysteme, welche gesteuerte Reaktionen auf Umwelteinflüsse ermöglichten. Von einer Optimierung des Arbeitsverhaltens vollzog sich somit im zeitlichen Verlauf ein Wandel, welcher das Entscheidungsverhalten ins Zentrum der Betrachtung rückte[36]. Mit weiter zunehmender Komplexität und erhöhten Anforderungen kristallisierte sich erst, u.a. durch den sogenannten situativen Ansatz nach A. Kieser[37], die Sichtweise einer Organisation als System heraus. Mit anderen Worten vollzog sich ein Wandel von der reinen Organisationsgestaltung (SSS; Strategy, Systems and Structure) hin zur Organisationsentwicklung (PPP; People, Purpose and Processes). Mit dem Fokus auf den Mitarbeitern ein Prozess weg von den „homines oeconomici" hin zu „complex men". Die Komplexität solcher Systeme und die zahlreichen Anforderungen an die Führung eines modernen Unternehmens wird durch das SGMM umfassend abgebildet.

Wenn auch eine andere Sichtweise dahinter steht als die historisch-maschinelle in der Organisationsentwicklung, so ist das QMS letzten Endes vergleichbar mit einem Aufgabenerfüllungssystem bzw. einem Entscheidungssystem auf operativer Ebene. In gewissem Rahmen sind hier Reaktionen auf z.b. den Einsender als externe Einflussgröße möglich, eine systemische Sichtweise fehlt jedoch. Im Hinblick auf aktuelle Herausforderungen im Gesundheitswesen wie z.b. die Finanzierungsproblematik vor dem Hintergrund einer immer älter werdenden Bevölkerung, oder auch den häufig diskutierten Mangel an qualifizierten Arbeitskräften, wird deutlich, dass rein prozessorientierte Managementsysteme alleine wohl nicht mehr ausreichen werden, um wettbewerbsfähig zu bleiben. Vor diesem Hintergrund erscheint vielmehr eine systemische Sichtweise auf medizinische Versorgungseinrichtungen angebracht, um angemessen auf externe Einflüsse durch den Gesetzgeber, die Bevölkerungsstruktur, neue Technologien und neue Finanzierungs-möglichkeiten reagieren zu können. Nicht zuletzt verhaltenstheoretische Ansätze und die Betrachtung einer medizinischen Versorgungseinrichtung als soziales System dürfte verstärkt die Frage nach Sozial- und Führungskompetenz auf Leitungsebene entsprechender Einrichtungen aufwerfen. Diese Erkenntnisse scheinen sich jüngst auch sowohl bei kaufmännischen als auch bei ärztlichen Führungskräften zu etablieren[38]. Vergessen werden darf bei den anstehenden Prozessen jedoch nicht, dass medizinische Versorgungseinrichtungen keine primäre Gewinnerzie-

---

[36] Vgl. Simon, H. A., 1976. S. IX
[37] Vgl. Kieser, A., 2001
[38] Vgl. Flintrop, J., 2010

lungsabsicht haben und durch die Etablierung betriebswirtschaftlicher Systeme innerhalb des Gesundheitssystems keine Kommerzialisierung von Gesundheitsleistungen erfolgen darf. Der Fokus muss vielmehr auf der Sicherung und Verbesserung der Versorgungsqualität sowie der Aufdeckung von Wirtschaftlichkeitsreserven und der kosteneffektiven Umstrukturierung von Arbeitsabläufen liegen. Das Ziel muss neben der eigenen Wettbewerbsfähigkeit die langfristige Versorgung der Bevölkerung mit qualitativ hochwertigen Gesundheitsleistungen sein.

Abschließend stellt sich die Frage der praktischen Umsetzung, d.h. der Etablierung des SGMM in bestehende Strukturen einer medizinisch-diagnostischen Versorgungseinrichtung. Peter Hauser und Emil Brauchlin beschreiben die Probleme und Fallstricke sowie mögliche Lösungswege anschaulich während der langjährigen Etablierung des SGMM in einem Unternehmen der Druckindustrie[39]. Da dieses Unternehmen heute Weltmarktführer ist, belegt dieses Werk die Effektivität des SGMM bezüglich einer wettbewerbsfähigen Organisationsstruktur. Exemplarisch sollen hier einige wenige Umstrukturierungsmaßnahmen und ihre Probleme kursorisch erläutert und in Bezug zu medizinischen Versorgungseinrichtungen gebracht werden. Um die Eigenverantwortung der Mitarbeiter zu stärken, wurden in betreffendem Unternehmen u.a. Hierarchien abgeflacht, Statussymbole beseitigt sowie akademische oder auf eine Position hindeutende Titel abgeschafft[40]. Mit Blick auf die starren und traditionell geprägten Hierarchien in z.B. einem Krankenhaus (top-down Ansatz) wären im Zuge eines Empowerment einzelner Mitarbeiter somit ganz neue Führungsstrukturen innerhalb des Gesundheitssystems notwendig. Während der Etablierung des SGMM zeigte sich weiter, dass nicht alle Mitarbeiter Willens und auch dazu in der Lage waren, gewohnte Arbeitsabläufe hinter sich zu lassen, bei denen sie als Rädchen im System funktionierten und nun unvermittelt Eigenverantwortung zu übernehmen[41]. Dies verdeutlicht, dass Managementsysteme nicht einfach bestehenden Strukturen aufoktruiert werden können. Vielmehr sind langjährige, konsequente Umstrukturierungs- und Anpassungsmaßnahmen notwendig, die naturgemäß auch problembehaftet sind. Im Sinne eines langfristigen Erfolges

---

[39] Vgl. Hauser, P. / Brauchlin, E., 2004
[40] Vgl. Hauser, P. / Brauchlin, E., 2004. S. 108f
[41] Vgl. Hauser, P. / Brauchlin, E., 2004. S. 142ff.

erscheint das SGMM jedoch prinzipiell als ein Managementsystem, dessen integrierter Ansatz eine Etablierung mit allen seinen Konsequenzen auch in medizinischen Versorgungseinrichtungen rechtfertigt. Ein bereits bestehendes QMS weist zahlreiche Überschneidungen zum SGMM auf, insbesondere auf der operativen Führungsebene. Ein bestehendes QMS sollte daher bei der Etablierung des SGMM in medizinischen Versorgungseinrichtungen entsprechend integriert werden.

5. Zusammenfassung

In der vorliegenden Arbeit erfolgt ein theoretischer Praxistransfer des St. Galler Management-Modells (SGMM) in einer medizinisch-diagnostischen Versorgungseinrichtung. Nach initialer Analyse häufig anzutreffender Planungs- und Managementsysteme erfolgt ein systematischer Abgleich mit den Ebenen des SGMM. Hierbei zeigen sich im Wesentlichen Bezugspunkte auf operativer Führungsebene, wohingegen die normative und strategische Führungsebenen als weitere Faktoren eines integrierten, systemischen Ansatzes, nur partiell durch z.B. ein Qualitätsmanagementsystem nach DIN EN ISO 9001:2008 (QMS) abgebildet werden. Im Hinblick auf zukünftige Herausforderungen innerhalb des Gesundheitssystems sowie den gestiegenen Wettbewerbsdruck erscheint es als zunehmend notwendig, auch in medizinischen Versorgungseinrichtungen Strukturen eines integrierten Managements zu etablieren. Bei der Anwendung betriebswirtschaftlich orientierter Management-systeme muss jedoch vermieden werden, dass eine Kommerzialisierung von Gesundheitsleistungen erfolgt. Der Fokus sollte hierbei auf der kosteneffektiven Nutzung der vorhandenen Ressourcen und der Aufrechterhaltung bzw. der Verbesserung der Versorgungsqualität liegen. Auch wenn die Etablierung des SGMM in bestehende Strukturen medizinischer Versorgungseinrichtungen nicht einfach erscheint, bietet dieses Denkmodell – auch in Kombination mit dem QMS – umfassende Führungswerkzeuge für das integrierte Management wettbewerbs- und zukunftsfähiger medizinischer Versorgungseinrichtungen.

6. Literaturverzeichnis

Drucker, P.: Die ideale Führungskraft. Econ. Düsseldorf, 1967

Flintrop, J.: Über den richtigen Umgang mit dem Mangel. In: Deutsches Ärzteblatt. 4: 2010, S. 108

Flintrop, J.: Ärztemangel: Wenn der Nachwuchs fremdgeht. In: Deutsches Ärzteblatt. 9: 2009, S. 397f

Freeman, R. E.: Strategic Management: A Stakeholder Approach. Pitman. Boston, 1984

Greenberg-Walt, C. / Robertson, A.: The evolving role of executive leadership. In: Bennis, W. / Spreitzer, G. M. / Cummings, T. G. (Hrsg.): The future of leadership. Jossey-Bass. San Francisco, 2001, S. 139ff.

Hauser, P / Brauchlin, E.: Integriertes Management in der Praxis. Die Umsetzung des St. Galler Erfolgskonzeptes. Campus. Frankfurt, 2004

Imai, M.: Kaizen: Der Schlüssel zum Erfolg der Japaner im Wettbewerb. 2. Auflage. Ullstein. Berlin, 1993

Kieser, A.: Managementlehre und Taylorismus. In: Kieser, A. (Hrsg.): Organisationstheorien. 6. Auflage. Kohlhammer. Stuttgart, 2001

Osterloh, M. / Frost, J.: Prozessmanagement als Kernkompetenz – wie sie Business Reengineering strategisch nutzen können. 2., aktualisierte und erweiterte Auflage. Gabler. Wiesbaden, 1998

Pfitzinger, E.: DIN EN ISO 9001:2008: Vorgehensmodell zur Implementierung eines Qualitätsmanagementsystems. 2. vollständig überarbeitete Auflage. Beuth. Berlin, 2009

Rüegg-Stürm, J.: Das neue St. Galler Management-Modell. Grundkategorien einer integrierten Managementlehre. Der HSG-Ansatz. 2. Auflage. Haupt. Bern/Stuttgart/Wien, 2003

Schubert, C.: Der hippokratische Eid. Medizin und Ethik von der Antike bis heute. Wissenschaftliche Buchgesellschaft. Darmstadt, 2005

Simon, H. A.: Comparison of Organization Theories. In: Simon, H. A. (Hrsg.): Models of Men. John Wiley. New York, 1957

Ulrich, P.: Integrative Wirtschaftsethik. Grundlagen einer lebensdienlichen Ökonomie. 3. überarbeitete Auflage. Haupt. Bern, 2001

Warth, A.: Demografischer Wandel und die Gesundheit für Generationen. Eine Auseinandersetzung zu den bevorstehenden Zukunftsaufgaben im Gesundheitswesen unter Berücksichtigung der zahlreichen Besonderheiten, die das Gesundheitswesen prägen und die Funktionsfähigkeit von Markt- und Wettbewerbsprozessen derzeit beeinträchtigen. Grin. München, 2009

Warth, A.: Grundzüge moderner Versorgungsformen im Gesundheitswesen unter den Bedingungen des GKV-Modernisierungsgesetzes (2004) und des GKV-Wettbewerbsstärkungsgesetzes (2007). Eine Darstellung vor dem Hintergrund der Intentionen des Gesetzgebers hinsichtlich der Überwindung der sektoralen Grenzen in der Gesundheitsversorgung. Grin. München, 2010

BEI GRIN MACHT SICH IHR WISSEN BEZAHLT

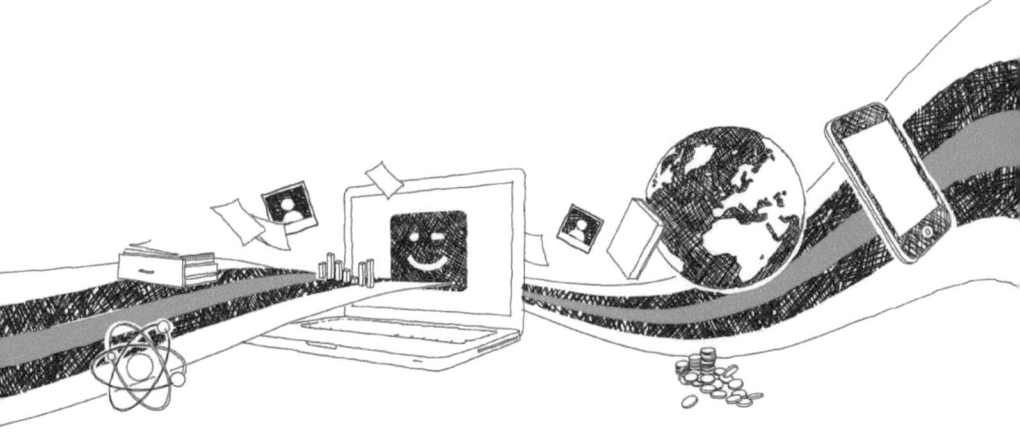

- Wir veröffentlichen Ihre Hausarbeit,
  Bachelor- und Masterarbeit

- Ihr eigenes eBook und Buch -
  weltweit in allen wichtigen Shops

- Verdienen Sie an jedem Verkauf

Jetzt bei www.GRIN.com hochladen und kostenlos publizieren

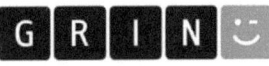